AF311327

EXAMEN

DE L'ACTION DE QUELQUES VÉGÉTAUX,

SUR LA MOELLE ÉPINIÈRE;

Lu a l'Institut, le vingt-quatre Avril 1809;

Par *M. Magendie*, *docteur en médecine*, *aide d'Anatomie à la faculté de Médecine de Paris.*

M. Léchenaut ayant rapporté de Java et de Bornéo, une quantité assez considérable de la matière qui sert aux naturels de ces isles, à empoisonner leurs armes de chasse et de guerre, nous nous sommes proposé, M. Delille et moi, de déterminer, par une série d'expériences, quels sont les effets de cette substance vénéneuse sur les animaux, quand elle a été portée à leur intérieur par la voie de l'inoculation ou par toute autre.

La substance rapportée par M. Léchenaut, est l'extrait d'un végétal, nommé par les naturels de Java *upas tieuté*, appartenant au genre des strychnos, qui, d'après M. de Jussieu, forment une petite famille naturelle, voisine des apocinées.

M. Léchenaut devant publier lui-même la descrip-

tion, l'analyse chimique et l'histoire de cette substance, je me borne à dire ici que c'est elle qui a
servi de base principale à nos expériences.

Il étoit convenable de chercher d'abord à imiter
le procédé des naturels pour l'introduction du poison. A cet effet, nous prîmes quelques morceaux
de bois, du volume et de la forme d'un tuyau de
plume ordinaire : nous les couvrîmes d'extrait, et nous
laissames celui-ci se dessécher à leur surface.

Quand le poison fut entièrement sec, nous enfonçâmes un des morceaux de bois dans les muscles
de la cuisse d'un chien, pesant environ dix-huit kilogrammes.

Voici l'exposé exact des phénomènes que nous
observames.

Pendant les trois minutes qui suivirent l'introduction du poison, l'animal ne parut point inquiet de
sa blessure ; mais au bout de ce tems il éprouva un
mal-aise général, et se réfugia dans un coin du la-
boratoire ; presque aussitôt, contraction convulsive
de tous les muscles du corps : les pattes antérieures
quittent un moment le sol par le redressement de la
colonne vertébrale. Cette contraction n'est qu'ins-

tantanée ; l'animal est calme quelques secondes ;
alors contraction générale plus marquée que la première, et prolongée davantage ; redressement plus
sensible de la colonne vertébrale, respiration accé-
lérée ; cessation subite des accidens ; la respiration
se ralentit, l'animal paroît comme étonné de ce qu'il
vient d'éprouver ; calme d'une demi-minute, puis
invasion subite d'une nouvelle contraction générale
extrêmement marquée ; roideur des pattes antérieures qui sont dirigées en arrière ; respiration très-rapide ; redressement de la colonne vertébrale ; la
tête est fortement portée en haut et renversée sur le
col. Les pattes antérieures, roides et rapprochées de
l'abdomen, ne soutiennent plus le thorax ; pour évi-
ter sa chûte, l'animal marche très-promptement sur
ses pattes postérieures, et traverse ainsi le laboratoi-
re. Une seconde contraction plus intense se mani-
feste pendant ce trajet ; les muscles de l'épine soulèvent
la poitrine et la tête, les pattes postérieures de-
viennent roides et immobiles ; l'animal tombe, d'a-
bord sur la mâchoire inférieure, et bientôt sur le
côté. Dans cet état, il présente un tétanos complet
avec immobilité du thorax, et parconséquent cessation
de la respiration. La couleur bleue de la langue et
des gencives ne tarde pas à manifester l'asphixie.
Le tétanos et l'asphixie continuent environ une minute ; puis le tétanos disparoît subitement, et l'asphixie

peu à peu, à mesure que les mouvemens inspiratoires et expiratoires se rétablissent.

Il est essentiel de remarquer que pendant tout le tems que dura le tétanos, le chien conserva une intégrité parfaite de l'action des sens et du cerveau ; mais quand l'asphixie fut portée à son plus haut degré, l'action de ces organes commença à s'affoiblir. L'animal resta étendu sur le côté ; ses forces parurent épuisées. Au bout d'une minute , nouvelle contraction tétanique générale, d'une intensité surprenante, redoublant d'énergie par secousses d'une telle force, que le plancher éprouvoit un tremblement très marqué, chaque fois qu'elles se manifestoient. On peut comparer très exactement ces secousses à celle que produit une violente commotion électrique, ou plus exactement encore à celle que détermine un courant galvanique dirigé sur la moelle épinière d'un animal récemment tué. L'asphixie fut très-sensible presque dès l'invasion du tétanos.

Cette dernière attaque se prolongea un peu plus que la précédente ; elle cessa de même subitement ; quelques mouvemens convulsifs de la face suivirent sa disparition. La respiration se faisoit avec peine ; cependant la langue redevint rosée, et l'asphixie disparut.

Nous voulûmes nous assurer de l'état de la circulation, en portant la main sur la région du cœur; le simple contact détermina une roideur tétanique générale, qui ne fut que momentanée. Surpris de ce phénomène, nous touchâmes une seconde et une troisième fois l'animal, et nous obtinmes le même résultat.

Nous touchâmes de nouveau, en variant le lieu du contact et l'exerçant sur les pattes, la tête ou la queue; le même effet se reproduisit constamment.

Ces tentatives avoient exigé environ cinq minutes; à peine étoient-elles achevées, qu'un nouveau tétanos se montra, accompagné de secousses convulsives d'une extrême intensité. Il dura près de deux minutes; lorsqu'il cessa, l'animal étoit mort.

Nous ouvrîmes la poitrine et l'abdomen; le système veineux et artériel se trouvèrent remplis d'un sang très-noir : l'animal étoit mort asphixié.

La blessure examinée nous fit voir que la substance vénéneuse avoit été introduite dans les muscles de la partie externe de la cuisse; elle avoit coloré en jaune brunâtre les parties avec lesquelles elle s'étoit trouvée en contact.

La même expérience répétée sur un cheval, sur six chiens, et trois lapins, a toujours offert les mêmes résultats ; seulement nous avons observé que si l'animal est vigoureux et adulte, les attaques tétaniques sont plus nombreuses, plus intenses, plus longues, et peuvent se renouveler jusqu'à quinze et vingt fois, avant de déterminer la mort ; si au contraire l'animal est jeune et foible, la mort arrive dès la troisième ou quatrième attaque ; du reste il nous fut facile d'observer de nouveau que l'action des sens et du cerveau n'est en aucune façon altérée, quand l'asphixie n'est pas portée à son dernier degré.

Les expériences que je viens de décrire et celles que je vais encore rapporter, nous ont conduit à penser qu'on peut donner l'explication suivante, des accidens causés par l'upas (1).

Le poison est absorbé dans la plaie, porté dans le système circulatoire, et dirigé par l'action du cœur vers tous les organes. Arrivé à la moelle épinière, il agit sur elle comme un excitant énergique, dont les effets sont analogues à ceux que l'on détermi-

______

(1) *Upas* est un nom générique qui signifie *poison*. Nous l'employons dans ce mémoire, pour désigner la substance rapportée par M. Leschenaut.

ne en irritant la moëlle de l'épine par un moyen mécanique ou par le fluide galvanique.

L'upas est-il réellement absorbé ? pour décider cette première question, il convenoit de placer l'upas dans une cavité séreuse où l'on sait que l'absorption est extrêmement prompte (1). A cet effet, une petite quantité d'upas fut dissoute dans l'eau et injectée dans la cavité du péritoine, par une ouverture faite à la tunique vaginale d'un chien adulte, pesant environ douze kilogrammes ; l'effet ne se fit point attendre ; car vingt secondes après l'injection, le chien nous présenta tous les phénomènes décrits plus haut, avec cette différence que leur succession fut extrêmement rapide, et que la mort survint dès la troisième attaque.

Une injection de quarante gouttes d'upas en solution, faite dans la plèvre d'un cheval bai, hors d'âge, dé-

---

(1) De plus de cent-cinquante expériences que j'ai faites avec M. Dupuytren sur des chevaux et des chiens, il résulte que les membranes séreuses absorbent avec une promptitude étonnante toute espèce de liquide, même les plus irritans, comme la bile, les dissolutions salines concentrées, etc.

termina presque sur-le-champ le tétanos et l'asphyxie : l'animal mourut dès la deuxième attaque.

Les membranes muqueuses ayant une force d'absorption bien moins active que les membranes séreuses, nous voulumes voir comment elles se comporteroient à l'égard de l'upas. La muqueuse de l'intestin grêle étant regardée comme une de celles qui absorbent le plus promptement , nous résolumes de mettre l'upas en contact avec elle. Pour cet effet, nous prîmes un jeune chien pesant à-peu-près quinze kilogrammes ; nous lui incisâmes les parois de l'abdomen, et nous tirâmes au dehors une anse d'intestin grêle, sur laquelle nous plaçâmes deux ligatures à huit centimètres de distance l'une de l'autre. Nous fîmes alors une petite ouverture à l'intestin , près de l'une des ligatures ; nous injectâmes dans sa cavité huit gouttes d'upas étendues de deux grammes d'eau commune. Nous appliquâmes une troisième ligature, de manière à empêcher que la dissolution ne s'échappât ; nous réduisîmes l'intestin. Un point de suture s'opposa à ce qu'il ne sortît par la plaie des parois abdominales. Les signes de l'absorption ne se montrèrent qu'au bout de six minutes ; les attaques furent moins intenses, et plus nombreuses ; la quinzième seulement fut suivie de la mort.

Nos essais sur les membranes muqueuses ont été très-multipliés ; il suffira, je crois, d'en indiquer les résultats généraux.

Injecté dans le gros intestin, la vessie, le vagin, l'upas a toujours produit la mort avec les signes d'une absorption lente et foible.

Mêlé aux alimens, l'upas a constamment déterminé la mort, même à la dose de cinq centigrammes ; les accidens ne se sont souvent développés qu'après une demi-heure du séjour de l'upas dans l'estomac.

Il étoit intéressant de savoir si l'absorption de l'upas se faisoit dans l'estomac, ou si elle n'avoit lieu que quand il avoit passé dans l'intestin grêle. L'expérience pouvoit seule l'apprendre. Une incision fut faite aux parois de l'abdomen d'un chien, et l'extrémité droite de l'estomac tirée au dehors ; ensuite une ligature fut placée à un centimètre à gauche du pylore ; au moyen d'une légère ouverture faite à l'estomac près de la ligature, on injecta environ deux grains d'upas dissous, dans la cavité de ce viscère. Une seconde ligature s'opposa à l'issue du liquide injecté. L'estomac fut replacé dans l'abdomen ; la plaie extérieure réunie par un point de suture.

Les accidens ne se manifestèrent qu'au bout d'une

B

heure, ce qui prouvoit 1°. que l'absorption s'étoit faite par la membrane muqueuse gastrique ; 2°. que cette absorption étoit beaucoup plus lente que celle de l'intestin grêle, et même du gros intestin.

Dans toutes nos expériences sur les membranes séreuses et muqueuses, nous n'avons jamais remarqué aucune trace d'irritation locale.

Étoit-ce bien par l'intermède de la circulation que l'upas agissoit sur la moelle de l'épine ? Les expériences suivantes répondront, j'espère, d'une manière satisfaisante à cette seconde question.

Huit gouttes de dissolution d'upas injectées dans la veine jugulaire d'un cheval vigoureux, causèrent presque instantanément un tétanos suivi de la mort, en moins de trois minutes. La frayeur de l'animal ayant rendu sa circulation très-rapide, et le poison n'ayant qu'un chemin très-court pour arriver à la moelle épinière, on conçoit aisément la promptitude avec laquelle les accidens étoient survenus. Si l'on faisoit parcourir à l'upas une route plus longue et plus difficile, on peut présumer que les effets de son action seroient moins prompts à se développer.

Douze gouttes de dissolution d'upas furent pous-

sées dans l'artère crurale d'un chien pesant dix kilogrames. Dans cette expérience, le poison avoit à
parcourir toutes les divisions de l'artère, et le système capillaire de toutes les parties de la cuisse, dans
lequel il pouvoit subir quelque modification ; il avoit
à traverser le système veineux, le tissu capillaire du
poumon ; en un mot, la route qu'il devoit suivre
étoit longue et rendue difficile par la ligature de l'artère crurale ; l'effet fut tel qu'on devoit l'attendre :
l'upas ne manifesta son action sur la moelle de
l'épine, que sept minutes après l'injection.

Quels effets produiroit l'upas en traversant le tissu capillaire du cerveau ? il n'étoit pas difficile de
s'en assurer : il suffisoit d'injecter l'upas dans la carotide. C'est aussi ce que nous fîmes sur un épagneul
pesant environ quatorze kilogrames. L'injection n'é-
toit point encore terminée, lorsque l'animal éprouva les
accidens qui surviennent toutes les fois que l'on por-
te directement sur le cerveau un liquide irritant :
les fonctions intellectuelles se pervertirent tout-à-
coup, la tête se plaça entre les pattes antérieures ;
l'animal se rouloit en boule. Il est impossible de
concevoir un bouleversement plus subit, plus général et plus complet de tous les actes de la vie. Ces
effets se calmèrent bientôt, et les signes ordinaires

de l'action de l'upas sur la moelle épinière ne tardèrent pas à se montrer.

Je crois utile de faire connoître ici un fait que des expériences comparatives nous ont permis d'observer plusieurs fois ; c'est qu'il est possible de pousser dans les veines et dans les artères d'un animal, des quantités très-considérables d'air atmosphérique, sans produire de dérangemens notables dans les fonctions ; mais il faut qu'on l'introduise avec beaucoup de lenteur.

Nous en avons poussé, par exemple, près d'un décimètre cube dans la veine jugulaire d'un chien de moyenne taille, sans produire d'autre accident qu'une accélération sensible dans les mouvemens d'inspiration et d'expiration.

Nous avons aussi injecté plusieurs fois plus de vingt-cinq centimètres cubes d'air dans l'artère crurale sans le plus léger trouble dans les fonctions (1).

____

(1) Injecté dans la carotide, en quantité assez considérable, mais avec la précaution indiquée ci-dessus, l'air atmosphérique ne produit point non plus la mort des animaux ; c'est au moins

Il restoit à déterminer si l'upas portoit réellement son action sur la moelle épinière. Nous introduisîmes le poison dans la cuissse d'un chien adulte ; nous saisîmes l'instant d'une violente contraction tétanique pour couper la moelle de l'épine entre l'occipital et la première vertèbre cervicale ; non-seulement le tétanos ne cessa point, mais encore il persista plusieurs secondes après la section ; dans le quart d'heure qui suivit, quatre nouvelles contractions tétaniques prouvèrent que l'upas continuoit d'agir.

Plusieurs animaux soumis à la même expérience, offrirent les mêmes phénomènes avec plus ou moins d'intensité. Quelques-uns n'eurent qu'une seule constraction, d'autres en éprouvèrent jusqu'à quinze ou dix-huit.

Il faut noter une observation que nous avons souvent eu occasion de faire dans le cours de nos expériences, et qui devient dans ce moment importan-

---

ce que nos expériences nous ont constamment démontré. Des cris aigus au moment de l'injection, une sorte de faiblesse de l'action cérébrale pendant deux ou trois jours, voilà ce que nous avons observé. Ce résultat est tout-à-fait opposé à celui que M. Nysten dit avoir obtenu.

te pour l'explication des variétés offertes par les expériences précédentes, relativement au nombre d'attaques tétaniques.

Lorsque l'on énerve certains animaux affoiblis par l'âge, le défaut de nourriture, ou toute autre cause, la circulation cesse presqu'à l'instant de la section de la moelle épinière. On conçoit sans peine que dans ce cas, la substance vénéneuse n'étant plus portée vers l'organe sur lequel elle doit agir, l'effet de son action ne peut plus avoir lieu.

Au contraire, quand l'opération est pratiquée sur un animal jeune et vigoureux, la circulation s'observe encore quinze, vingt, vingt-cinq minutes après la section de la moelle. Il n'est pas besoin de dire maintenant que ces animaux sont ceux chez lesquels les effets de l'upas se sont renouvelés quinze et dix-huit fois dans les expériences indiquées ci-dessus.

Une expérience pouvoit donner une idée bien nette de l'action de l'upas sur la moelle de l'épine; il s'agissoit d'énerver un animal, de porter ensuite une dissolution d'upas dans une cavité où l'absorption est très-prompte; c'est ce qui fut fait sur un chien d'une grosseur moyenne, âgé de quatre à cinq ans.

La moelle épinière ayant été coupée derrière l'occipital, on injecta huit gouttes d'upas, étendues de quatre grammes d'eau commune, dans la plèvre du côté gauche. Les accidens ordinaires se montrèrent avec la même promptitude et la même énergie que si l'animal n'eût point été énervé ; ils continuèrent aussi long-tems que la circulation s'effectua.

Cette expérience répétée sur des chiens différens par la grosseur et l'âge, nous a toujours offert la même série de phénomènes.

Si la moelle épinière étoit détruite, les effets de l'upas seroient-ils produits ? Il est impossible d'avoir une réponse plus positive que celle qui nous a été fournie par les expériences suivantes.

Nous avons injecté huit gouttes d'upas étendues d'eau, dans la plèvre d'un fort chien ; sur-le-champ nous avons enfoncé une tige de baleine dans toute la longueur du canal vertébral ; par un hazard heureux, la totalité de la moelle épinière a suivi la baleine, lorsque nous l'avons retirée du canal des vertèbres. L'animal a été ainsi privé entièrement de moelle épinière. Aucune apparence de contraction ne s'est manifes-

tée, quoique la circulation fût encore très-sensible
dix minutes après la destruction de la moelle.

Nous injectâmes huit gouttes d'upas étendues d'eau
dans le péritoine d'un autre chien, et nous attendîmes
la production du tétanos ; lorsqu'il fut très-marqué,
nous enfonçâmes notre tige de baleine dans le canal
vertébral, en commençant par la première vertèbre
du col.

Nous pumes aisément nous assurer que la cessation du tétanos correspondoit à la destruction de
la moelle ; par exemple , quand la baleine fut
arrivée à la région dorsale, il avoit entièrement cessé
dans les pattes antérieures, tandis qu'il étoit encore
très-manifeste dans les pattes postérieures ; il ne disparut dans ces dernières, qu'à l'arrivée de la baleine
à l'extrémité caudale du canal vertébral.

Ces deux expériences ont été répétées plusieurs
fois, sans aucune modification dans les résultats.

Notre travail n'auroit point été complet, si nous
n'eussions point observé les effets de l'upas, porté
directement sur la moelle de l'épine.

Huit gouttes d'upas étendues d'eau ont été injectées
dans la portion cervicale du canal vertébral. Pres-

que aussitôt une roideur tétanique extrêmement intense s'est emparée des pattes antérieures, et a persisté plus de six minutes, avec des redoublemens d'une
énergie surprenante. Pendant tout ce temps, les pattes
postérieures sont restées flexibles et n'ont paru en aucune façon influencées par l'upas. Vers la fin de la
sixième minute, elles sont entrées en contraction et ont
participé à la roideur générale qui s'est alors établie.
A la dixième minute, la roideur n'existoit plus dans
les pattes antérieures, tandis qu'elle pouvoit facilement s'observer dans les postérieures ; mais elle cessa bientôt.

L'explication de ces phénomènes se montre tellement d'elle-même, que nous ne croyons pas nécessaire de la donner ici.

Si l'on désiroit une nouvelle preuve de l'action de
l'upas sur la moelle de l'épine, on la trouveroit dans
l'expérience suivante.

Nous avons énervé un chien barbet très-vigoureux;
ensuite nous avons fait une section transversale du canal vertébral et de la moelle épinière vers la région lombaire. Nous avons injecté six gouttes d'upas dans la
partie du canal qui répond aux lombes et au bassin ;
de suite les membres postérieurs sont devenus roides,

C

et ont seuls, pendant dix minutes, présenté les effets de l'action de l'upas. Vers la onzième minute, quelques contractions ont été aperçues dans les membres antérieurs, mais elles ont été peu marquées.

Dans une autre expérience, nous avons d'abord porté l'upas sur la portion lombaire de la moelle, et le tétanos des membres postérieurs a suivi, bien entendu que les membres antérieurs ne se ressentoient point de l'action du poison. Après quelques minutes, nous avons porté l'upas sur la région cervicale du canal, et sur-le-champ, les membres pectoraux sont entrés en contraction.

Les expériences dont je viens d'avoir l'honneur de rendre compte à la classe, et beaucoup d'autres qui seront publiées par M. Delille, ne laisseront, je l'espère, aucun doute sur l'espèce de désordre que produit l'upas, dans l'économie animale. Il sera évident pour tout le monde, que l'extrait de ce végétal est un puissant stimulant de la moelle épinière ; qu'à très-petite dose il cause la mort, en déterminant une contraction tétanique prolongée de tous les muscles auxquels la moelle de l'épine fournit des nerfs, contraction qui suspend nécessairement la respiration, et produit l'asphixie. Ce seroit à tort cependant que l'on considéreroit l'upas comme une substance essentiellement délétère ; car à la dose de deux ou trois centigrammes il excite d'une manière très-évidente la moelle de l'épine ; mais son action n'est suivie d'aucune altération notable dans les fonctions importantes de la vie.

La médecine retireroit peut-être de grands avantages de la connoissance d'une substance, dont la vertu est d'agir spécialement sur la moelle épinière ; car on sait que beaucoup de maladies très-graves ont leur siége dans cette partie du système nerveux ; mais l'upas n'existe pas dans le commerce , et quand bien même l'expérience apprendroit que ce végétal est un médicament précieux, comment parvenir à se le procurer ?

Nous dumes nécessairement tenter de nouvelles expériences, dans la vue de trouver une substance, dont les effets seroient analogues à ceux de l'upas.

Le commerce fournit abondamment le fruit d'une espèce de strychnos connu sous le nom de *strychnos nux vomica* (noix vomique). Nous devions naturellement penser que cette substance, appartenant à la même famille que l'upas, produiroit les mêmes effets ; c'est ce que l'expérience a confirmé de la manière la plus positive. Aussi nous pouvons annoncer avec certitude, que la noix vomique en substance , son extrait aqueux, et surtout son extrait alcoolique, sont des excitans très-énergiques de la moelle épinière ; que par exemple, la résine de noix vomique, à la dose de quelques centigrammes, produit absolument les mêmes effets que l'extrait d'*upas tieuté*, tue les animaux avec la même promptitude, et avec la même série de phénomènes.

Nous avons encore produit des effets absolument semblables à ceux de l'upas, en expérimentant avec le fruit d'une autre espèce de strychnos, connu sous le nom d'*Ignatia amara*, ou fève de St. Ignace.

Le physiologiste verra dans ce mémoire l'affinité singulière de trois végétaux de la même famille, pour un des organes les plus nécessaires à la vie ; le botaniste, une nouvelle preuve de l'utilité de la méthode naturelle ; le médecin, un grand nombre de faits qui peuvent le conduire à des vues utiles pour la thérapeutique de plusieurs maladies.

MAGENDIE, D. M. P.,

Nota. Ce mémoire a reçu l'approbation de l'Institut.

www.ingramcontent.com/pod-product-compliance
Ingram Content Group UK Ltd.
Pitfield, Milton Keynes, MK11 3LW, UK
UKHW021719090726
13657UKWH00005B/2340